Syeda Mahvish Hussain
Farhan Raza Khan

Microinfiltração em compósitos dentários: Micro-híbridos versus nanocompósitos

Syeda Mahvish Hussain
Farhan Raza Khan

Microinfiltração em compósitos dentários: Micro-híbridos versus nanocompósitos

ScienciaScripts

Imprint
Any brand names and product names mentioned in this book are subject to trademark, brand or patent protection and are trademarks or registered trademarks of their respective holders. The use of brand names, product names, common names, trade names, product descriptions etc. even without a particular marking in this work is in no way to be construed to mean that such names may be regarded as unrestricted in respect of trademark and brand protection legislation and could thus be used by anyone.

Cover image: www.ingimage.com

This book is a translation from the original published under ISBN 978-3-659-94403-1.

Publisher:
Sciencia Scripts
is a trademark of
Dodo Books Indian Ocean Ltd. and OmniScriptum S.R.L publishing group

120 High Road, East Finchley, London, N2 9ED, United Kingdom
Str. Armeneasca 28/1, office 1, Chisinau MD-2012, Republic of Moldova, Europe
Printed at: see last page
ISBN: 978-620-7-90843-1

Índice

Agradecimentos

Todos os louvores a Alá Todo-Poderoso. Foi apenas com a Sua vontade que pude empreender esta tarefa e concluí-la.

Estou grato ao meu colega Dr. Farhan Raza Khan pela sua orientação sincera, que me apoiou em todas as etapas do processo de compilação e finalização deste texto.

Este trabalho não teria sido possível sem o apoio constante e as orações dos meus pais, irmãos e marido.

Não seria justificado se não agradecesse a todos os meus colegas de pós-graduação que me ajudaram de todas as formas possíveis na realização do meu trabalho de investigação.

Por último, gostaria de agradecer ao pessoal dentário pela sua ajuda neste projeto de investigação.

Abreviaturas

P-60	Microhybrid composite
Z-350	Nanocomposite
T.E.	Total Etch
S.E.	Self Etch
MB	Methylene Blue
CEJ	Cemento-Enamel Junction
SEM	Scanning Electron Microscopy
mm	Millimeters
µm	Micrometer
nm	Nanometer

Microinfiltração em compósitos dentários: Micro-híbridos versus nanocompósitos

INTRODUÇÃO:

As cavidades de classe V podem desenvolver-se devido a cárie, erosão, abrasão ou abfracção na margem cervical das superfícies vestibulares e/ou linguais dos dentes. Devido ao aumento das exigências estéticas, os compósitos ligados são a escolha comum para a restauração estética de lesões de classe V. A principal desvantagem de todas as resinas compostas fotopolimerizáveis é a contração da polimerização, resultando em microinfiltração na interface da restauração dentária. Este facto provoca discrepâncias marginais e, consequentemente, sensibilidade, cáries secundárias, envolvimento pulpar, perda de retenção levando à deslocação da restauração ou perda de estética devido à descoloração marginal. Uma vez que alguma microinfiltração é inevitável, o objetivo da restauração para estas lesões é criar a melhor vedação possível na interface dente-restauração.

OBJECTIVO: Comparar os valores de microinfiltração na interface dente-restauração em milímetros (utilizando o método de penetração do corante) entre uma resina composta nanopreenchida e uma resina composta microhíbrida fotopolimerizável em cavidades de classe V, utilizando a técnica de condicionamento total.

MATERIAIS E MÉTODOS: Sessenta dentes foram submetidos a uma preparação cavitária de classe V na coronal da junção cemento-esmalte (3 mm x 2 mm x 1,5 mm) usando um estêncil moldado personalizado. Estes foram então divididos aleatoriamente nos dois grupos de estudo seguintes:

- Grupo A: desbaste total e depois preenchido com P-60 (micro-híbrido) n= 30
- Grupo B: total-etch e depois preenchido com Z-350 (nanofilled) n= 30

Os dentes foram submetidos a uma termociclagem (150 ciclos) a 5°C-55°C ± 2°C com um tempo de permanência de 30 segundos. Após secagem ao ar e cobertura com duas camadas de verniz de unhas, exceto à volta da cavidade preparada, foram imersos em azul de metileno a 2% a 37°C e 100% de humidade durante 10 minutos, seguido de lavagem e secagem. Depois de seccionar os dentes bucolingualmente com uma serra de diamante de baixa velocidade, os segmentos divididos (duas metades iguais) foram examinados usando um microscópio estéreo (ampliação X 4) ao longo da restauração e três superfícies dentárias (oclusal, axial, gengival) rotuladas como "O", "A" e "G", respetivamente. A variável de resultado (microinfiltração à volta da interface da restauração dentária) foi avaliada pelo investigador principal utilizando o grau de penetração do corante em milímetros

RESULTADOS: Foi observada uma microinfiltração máxima de 2,92 com uma média de 0,41 (± 0,61) nas amostras avaliadas.

A maior microinfiltração foi observada na superfície gengival 74%, seguida da superfície oclusal 55,5%.

O Z-350 (nanocompósito) apresentou uma menor microinfiltração (40% das superfícies) em comparação com o P-60 (compósito micro-híbrido) que apresentou o mesmo em 49% das superfícies...

No protocolo de condicionamento, 30% das amostras avaliadas na técnica de condicionamento total apresentaram microinfiltração, enquanto 62% dos espécimes submetidos à técnica de condicionamento automático apresentaram microinfiltração.

CONCLUSÕES: Relativamente à microinfiltração em cavidades de classe V, verificou-se que o Z-350 é um melhor material de restauração em comparação com o P-60. Cerca de 49% das cavidades restauradas com P-60 apresentaram microinfiltração, enquanto que apenas 40% das restaurações com Z-350 apresentaram o mesmo fenómeno.

A microinfiltração foi mais prevalente na superfície gengival, independentemente do material utilizado. Quase dois terços de todas as superfícies gengivais apresentaram microinfiltração, em comparação com apenas 55% das superfícies oclusais.

PALAVRAS-CHAVE: Lesões de classe V; condicionamento total; nanocompósito; compósito micro-híbrido.

INTRODUÇÃO:

Uma lesão de classe V é um defeito nos dentes que se forma no terço gengival das superfícies facial e ou lingual/palatina. Estas lesões podem desenvolver-se devido à cárie dentária (sendo a tríade a placa dentária, as bactérias acidogénicas e a superfície dentária suscetível) ou podem ser lesões cervicais não cariosas, também vulgarmente conhecidas como LCNC. Sendo não cariosas, estas lesões desenvolvem-se por qualquer outra razão que não a cárie dentária, que pode ser erosão, abrasão ou abfracção, ocorrendo também na margem cervical das superfícies vestibulares ou linguais/palatinas dos dentes. A incidência de LCNC aumenta com a idade[1] e a prevalência em doentes e em vários grupos populacionais varia entre raros e 89%. [2]

Existe uma grande variedade de materiais que estão a ser utilizados atualmente para a restauração de cavidades de classe V. Estes podem ser amplamente classificados em materiais estéticos e não estéticos.

Dos materiais não estéticos, o material mais utilizado para cavidades de classe V é a amálgama. Outros materiais não tão amplamente utilizados incluem a folha de ouro direta ou a incrustação de ouro indireta. [3] Quando o isolamento, o acesso e a visibilidade podem ser um desafio, levando a uma longevidade questionável da restauração, a amálgama é maioritariamente o material de escolha.

Atualmente, estão a ser utilizados vários materiais estéticos para restaurar lesões de classe V. Entre estes materiais, o ionómero de vidro (GIC), o ionómero de vidro modificado por resina (RMGIC), o compómero e os compósitos fotopolimerizáveis (LCC) são os mais utilizados, dependendo da preferência do operador e da situação clínica da lesão a restaurar. Os materiais de restauração em compósito dentário estão disponíveis para utilização há mais de 50 anos[4] , cuja utilização tem sido praticada e documentada desde há duas décadas em dentes posteriores. [5] Ultimamente, a procura de restaurações de resina composta em dentes posteriores tem aumentado drasticamente devido à sua estética superior, ausência de mercúrio, capacidade de ligação à estrutura dentária, biocompatibilidade e não-condutividade térmica. [6, 7]

Com o progresso da medicina dentária, os materiais também evoluíram. Foram efectuadas várias alterações à formulação dos materiais dentários existentes, a fim de melhorar a resistência física e a estética dos materiais. Um dos mais recentes avanços é a formulação de compósitos dentários baseados na nanotecnologia. Os novos nanomateriais disponíveis, como os nano-híbridos e os nano-enchimentos, permitem que os compósitos dentários tenham as propriedades desejadas. [8]Estes materiais têm excelentes propriedades estéticas e a contração de polimerização é muito baixa. As suas propriedades físicas são comparáveis às de outros materiais compósitos formulados anteriormente (compósitos embaláveis micro-híbridos).

Devido ao aumento das exigências estéticas, os compósitos ligados são a escolha comum para a restauração estética de lesões de classe V. [9]A principal desvantagem de todas as resinas compostas fotopolimerizáveis é a contração da polimerização, resultando em microinfiltração na interface da restauração dentária. Este facto provoca discrepâncias marginais e, consequentemente, sensibilidade, cáries secundárias, envolvimento pulpar, perda de retenção levando à deslocação da restauração ou perda de estética devido à descoloração marginal. [10]Uma vez que alguma microinfiltração é inevitável, o objetivo da restauração para estas lesões é criar a melhor vedação possível na interface dente-restauração.

Os compósitos de resina contemporâneos utilizados para dentes posteriores sofrem uma contração volumétrica de 2,6% a 7,1% durante a polimerização. [11-14]É por este motivo que se recomenda a colocação em camadas. [15]Um estudo efectuado por Abdul Majeed *et al.*[16]

mostrou que a classificação média da microinfiltração em nanocompósitos na dentina e no cemento foi de 1,68 ± 0,822, enquanto que para os compósitos micro-híbridos foi de 2,36 ± 0,742. Os compósitos nano apresentaram uma microinfiltração significativamente reduzida (valor de $p < 0,001$). Outro estudo efectuado por Mohapatra *et al.* [17]mostrou que a pontuação da microinfiltração nos compósitos micro-híbridos foi de 0,9 ± 0,7, enquanto que nos compósitos nano foi de 0,4 ± 0,5 (valor de $p < 0,05$).

A microinfiltração é definida como a passagem clinicamente indetetável de bactérias, iões, moléculas e fluidos entre as margens da cavidade preparada e o material de restauração aplicado.[18]

Foram desenvolvidas várias técnicas para testar as propriedades de selamento cavitário das restaurações, tanto *in vitro* como *in vivo*. Estas técnicas incluem a utilização de corantes, pressão de ar, isótopos radioactivos, bactérias, cáries artificiais, microscopia eletrónica de varrimento, análise de ativação de neutrões, e um tipo de stress térmico tem sido frequentemente incluído no protocolo experimental. Um método convencional para a determinação da microinfiltração in vitro é a penetração de corantes, que é normalmente realizada antes de seccionar os dentes no sentido longitudinal. O azul de metileno é um corante comummente utilizado para este fim [19, 20] mas a fucsina básica [21, 22] e o nitrato de prata [10, 23] são também utilizados, enquanto a tinta da China é raramente utilizada.[24]

A concentração do corante utilizado é também uma área de preocupação; a concentração de azul de metileno mais frequentemente utilizada é de 0,5%, mas foram também utilizadas concentrações de 1%, 2% e 5%. Ambas as concentrações de fucsina básica (0,5% e 2%) são frequentemente utilizadas. [25]

As lesões não retentivas e não cariosas da Classe V são frequentemente utilizadas para avaliar clinicamente a eficácia dos vários sistemas adesivos disponíveis. Foi realizada uma meta-análise para avaliar a eficácia clínica de materiais com ionómero de vidro e seus derivados, juntamente com compósitos em restaurações cervicais, que apresentou os seguintes resultados [26]

Após três anos, os resultados médios mostraram que 24% das obturações apresentavam descoloração nas margens. Existia uma ampla gama de variabilidade de 0% a 74% para a descoloração nas margens. Enquanto que a percentagem de obturações cervicais que se perderam foi de 10% e o intervalo de perda de obturação por retenção foi de 0% a 50%. A deteção de cáries na interface da restauração dentária (margens) foi mínima.

- Os sistemas adesivos autocondicionantes de dois passos tiveram o melhor desempenho e os sistemas adesivos autocondicionantes de um passo tiveram o pior desempenho. Enquanto que os sistemas de condicionamento e enxaguamento de dois passos que utilizaram compómeros como restauração e os sistemas de condicionamento e enxaguamento de três passos, que utilizaram ionómeros de vidro/ionómeros de vidro modificados por resina como restauração, tiveram uma classificação intermédia. Ao avaliar qual a classe de adesivo/restauração que teve a influência mais notável.

- Foi observada uma taxa de retenção estatisticamente significativa mais elevada com restaurações colocadas em dentes com dentina preparada do que com restaurações colocadas em dentes com dentina não preparada.

- Não foi observada qualquer influência significativa no tipo de isolamento utilizado (rolos de algodão/barreira de borracha) ou no bisel do esmalte

Existem vários estudos[10, 20, 25, 27-29] que compararam a microinfiltração entre compósitos nanocompósitos e compósitos micro-híbridos em cavidades de Classe V. Mas a maioria deles mediu a microinfiltração numa escala de ordem de classificação. A medição exacta da microinfiltração em torno de restaurações de compósito é escassa. Encontrámos apenas um estudo que utilizou essa metodologia. [29]O objetivo deste estudo é determinar qual o compósito que produz menos microinfiltração em milímetros na interface da restauração dentária. Os resultados obtidos fornecerão uma estimativa precisa do fenómeno da microinfiltração e ajudar-nos-ão a melhorar a qualidade das nossas restaurações dentárias

REVISÃO DA LITERATURA

MICROLEAKAGE:

Todos os materiais, quer sejam metais, cerâmicas, polímeros ou compósitos, têm composições diferentes em termos de configuração atómica, ligação e presença ou ausência de defeitos no seu respetivo arranjo microscópico. Todos os materiais que foram utilizados para fins de restauração dentária foram avaliados no que diz respeito às suas propriedades físicas, especialmente no que se refere à resposta a alterações de temperatura, uma vez colocados no interior da boca. Esta alteração relativa é conhecida como o coeficiente linear de expansão e/ou contração térmica (LCTE), simbolizado pela letra grega alfa (α), expresso em unidades de ppm/°C.[30]

Os metais têm um LCTE que varia de 10-30 ppm/°C. As cerâmicas têm um ETC que varia entre 1-15 ppm/°C. O ETL dos polímeros varia entre 30-600 ppm/°C e o dos compósitos varia entre 28-35 ppm/°C.

É imperativo que qualquer material de restauração dentária, ao ser colocado intra-oralmente (direta ou indiretamente), corresponda ou esteja o mais próximo possível do LCTE da estrutura dentária natural, que normalmente varia entre 9-11 ppm/°C. Uma grande diferença nos valores de LCTE entre a interface dente-restauração pode, consequentemente, levar ao fenómeno de microvazamento pela formação de lacunas microscópicas entre esta interface como resultado da expansão e contração repetidas do material dentário e do dente, ambas ocorrendo a taxas diferentes.

O fenómeno da microinfiltração, definido como o movimento de fluidos e bactérias ao longo da interface entre o dente e a restauração, é inevitável. A microinfiltração contínua perturba a integridade marginal da restauração, resultando eventualmente em problemas como sensibilidade, cáries secundárias, envolvimento pulpar e subsequente perda do dente em casos extremos. Vários métodos têm sido documentados na literatura e praticados clinicamente para reduzir o processo de microinfiltração. Destes, o método mais preferido é a melhoria das propriedades físicas do material com a adição de partículas de enchimento de diferentes tamanhos e a colocação da restauração de compósito em camadas.[15]

Os compósitos de cor dentária que estão atualmente a ser utilizados para restaurar os dentes foram submetidos a uma rigorosa vigilância in-vitro no que diz respeito às propriedades físicas, tais como a resistência à compressão, à tração e ao corte, a resistência ao desgaste, a capacidade de selagem, a longevidade e a estética, sempre que aplicável. O resultado desta investigação in-vitro ajuda na formação de dados de base. Em última análise, este exercício apoia o ensaio in-vivo do material

TÉCNICAS DE MEDIÇÃO DE MICROFUGAS

A avaliação da quantidade de microinfiltração dos materiais dentários em torno da interface da restauração dentária ajuda o clínico a selecionar o material que apresenta a menor quantidade de fuga, proporcionando uma melhor vedação e, consequentemente, uma maior longevidade da restauração dentária. Existem vários métodos documentados na literatura para testar a microinfiltração. Estes incluem [19, 31]

- Eletroquímica
- Método de penetração do corante
- Pressão do ar
- Filtragem de fluidos
- Método bacteriano
- Ativação neutrónica
- Método dos isótopos de rádio
- Traçador de soluções metálicas
- Métodos tridimensionais (3D)

- Hidróxido de cálcio [32-35]

Para todos os estudos in-vitro, o azul de metileno é um dos produtos químicos mais utilizados para a penetração do corante para avaliar o grau de microinfiltração em torno das restaurações dentárias. A molécula de MB é constituída por um ácido combinado com uma base orgânica. O seu peso molecular é ($MA=319{,}868 g.mol^{-1}$). Uma solução de azul de metileno recém-preparada é ácida, com pH de 3,45, e torna-se alcalina (pH 6,96) utilizando um tampão de $H_2 PO_4$ / HPO_4^{-2} (fosfato / bifosfato) com pH de 6,98 e 24 horas de armazenamento. Para [36]além do tipo de corante utilizado, existe uma vasta gama de tempo de armazenamento para a penetração do corante documentada na literatura, variando de 10s a 2h, 4h, 6h, 24h, 48h[24] , 72h[22] até 14 e 180 dias. Um tempo de penetração prolongado do corante pode causar um problema na obtenção de resultados falsos negativos, uma vez que os estudos demonstraram que afecta a camada adesiva hidrofílica[25] . Por conseguinte, quanto maior for o tempo de penetração, maior é o risco de o corante se difundir no adesivo, conduzindo a resultados incorrectos. Para contrariar esta situação, o tempo de imersão do corante é reduzido ao mínimo. Este período de tempo de penetração do corante apenas causará uma absorção do corante através da ação capilar e evitará a difusão do corante para o adesivo.

AVALIAÇÃO DO ESPÉCIME

Uma vez concluída a penetração do corante, o espécime é então avaliado para efeitos de investigação posterior. Na maioria dos casos, a amostra é primeiro seccionada longitudinalmente através do material de restauração, utilizando serras de diamante ou outros instrumentos adequados. A secção cortada é então visualizada através do microscópio de luz com uma ampliação de 50x e 100x, [37]o estereomicroscópio [38, 39] , o microscópio ótico com uma ampliação de 2,5x, [40]ou o microscópio eletrónico de varrimento (SEM). [41]Durante o seccionamento da amostra, existe uma elevada probabilidade de propagação do material corante na secção cortada. Este facto pode constituir um problema quando se trata de ler e tabular os resultados, pelo que se deve ter o máximo cuidado para evitar tal situação. [42] **TERMOCICLAGEM**

A termociclagem é um processo in-vitro em que há um aquecimento e arrefecimento alternados de um material efectuado numa máquina chamada termociclador. Trata-se de um método padrão utilizado para avaliar o grau de microfugas em torno de um material de restauração dentária. Este processo é inculcado em estudos in-vitro para imitar as alterações de temperatura intra-orais pelas quais uma restauração dentária normalmente passa quando é colocada na boca. Esta simulação laboratorial é importante para testar tanto as propriedades físicas como a capacidade de adesão de qualquer material de restauração dentária ao dente.

Em vários estudos in vivo, as alterações térmicas por baixo das restaurações foram medidas utilizando amálgama e compósito. Um estudo conduzido por Harper et al [43] sugeriu que, uma vez que a duração dos insultos térmicos na cavidade oral é curta, as taxas lentas de difusão térmica dos compósitos de resina, silicatos e outros materiais de resina não preenchidos não terão um grande efeito na alteração dimensional do material e, por conseguinte, não afectarão a microinfiltração.[44]

Os extremos de temperatura para a termociclagem in vitro variaram entre 0°C e 68°C[45] . Esta gama é considerada semelhante às temperaturas mínima e máxima que estão normalmente presentes na cavidade oral. Os tempos de permanência populares de exposição a cada extremo de temperatura variaram entre 15s [46]30s , [47]60s [48, 49] , 120s[50] . Uma vez que se trata de uma análise in vitro, existem muitos regimes propostos para efetuar esta simulação e não existe documentação na literatura sobre qual o regime que produz os melhores resultados. O ambiente intra-oral é simulado utilizando extremos de temperatura que variam entre

1- 5-55°C ± 2°C com um tempo de espera de 60 segundos Foram efectuados 200 ciclos[20]

2- 5°C-50°C com um tempo de paragem de 15s e 250 ciclos[51]

3- 5000 ciclos em banhos de fucsina básica a 0,5% a 5 ± 1°C e 55 ± 1 °C com um tempo de espera de 10-60 s 4[4]

4- 1.000 ciclos a 5 graus C e 55 graus C com um tempo de espera de 60 segundos[52]

Foi efectuada uma revisão da literatura para avaliar se existia um protocolo padronizado para a ciclagem térmica. A pesquisa da literatura foi realizada utilizando a base de dados eletrónica e manualmente para examinar o efeito da ciclagem térmica em materiais dentários de restauração.

Os resultados mostraram que a maioria dos estudos utilizou os seus próprios procedimentos, mostrando apenas uma certa consistência no parâmetro de temperatura (5-55 °C) e uma grande variabilidade no número de ciclos e no tempo de permanência escolhido. Foi identificada uma grande variação nos parâmetros de ciclagem térmica aplicados em estudos experimentais. Na maioria dos casos, os parâmetros seleccionados entre estes estudos parecem ser feitos com base na conveniência dos autores. Os dados disponíveis sugerem que serão necessárias mais investigações para, em última análise, desenvolver um protocolo de termociclagem normalizado.[53]

LESÕES DA CLASSE V

As lesões cervicais não cariosas são caracterizadas pela perda de esmalte e dentina na junção cemento-esmalte como resultado da erosão por abrasão e atrito. As lesões de abfracção são um tipo de defeito cervical que se caracteriza pela perda de tecido duro dentário devido a tensões de flexão que são geradas durante a oclusão. Pensa-se que estas tensões causam uma rutura nas ligações entre os cristais de hidroxiapatite, resultando em micro-fracturas no esmalte na junção cimento-esmalte. A ligação mecânica entre o esmalte e a dentina na região cervical é mais fraca do que noutras regiões da junção dentino-esmalte, resultando numa maior suscetibilidade à formação de fissuras. Análises numéricas de elementos finitos relataram que existem tensões elevadas geradas no esmalte na área cervical de dentes com carga oclusal, apoiando estas observações. [54]O regime de tratamento depende da causa individual da lesão cervical. Pequenos defeitos cervicais não cariados na região posterior, que não causam hipersensibilidade, podem exigir apenas modificações na dieta e instruções de higiene oral para evitar a progressão. Se as lesões forem profundas e estiverem associadas a dor, ou se estiverem afectadas por cáries, esses defeitos de classe V têm de ser restaurados para impedir uma maior destruição do dente e o subsequente envolvimento pulpar. Por razões estéticas, uma lesão de classe V nos dentes anteriores tem de ser restaurada, mesmo que seja assintomática. Atualmente, estão a ser utilizados ionómeros de vidro, ionómeros híbridos, compómeros e resinas compostas para restaurar defeitos de classe V. As restaurações de amálgama e ouro eram utilizadas anteriormente, mas agora são raramente vistas devido ao aumento da consciência estética entre os pacientes, ao aumento do custo dos metais nobres (no caso do ouro) e também devido ao perigo para a saúde devido à libertação de mercúrio no caso da amálgama.

Independentemente do material a ser utilizado, o desenho da cavidade de uma restauração de classe V é principalmente ditado pela extensão da lesão. Para restaurações de amálgama, não são necessários ângulos de linha interna acentuados e remoção de dentina saudável para ganhar profundidade de preparação. Os chanfros da superfície do cavo são contra-indicados quando se utiliza amálgama ou GIC devido à baixa resistência dos bordos destes materiais[3] . No entanto, para as restaurações coladas à cor do dente (à base de resina), a retenção é obtida principalmente pelo tipo de sistema de colagem utilizado (pelo que se aconselha uma utilização meticulosa) e pelo facto de a margem da lesão estar ou não em esmalte (a colagem é mais forte do que quando em dentina ou cemento).[55]

Os defeitos de classe V têm uma morfologia multifacetada porque as margens de uma restauração deste tipo estão parcialmente em esmalte, dentina radicular e, por vezes, também em cemento. Assim, a escolha de um material que possa aderir a todos os tipos de superfícies dentárias sem colocar quaisquer problemas relativamente à descolagem e eventual microinfiltração e a colocação de tal restauração pode ser um desafio significativo. Sabe-se através da literatura [56] que a capacidade da dentina para aderir aos sistemas adesivos disponíveis é inferior quando comparada com o esmalte. A formação de fendas marginais leva à microinfiltração, que é responsável pela coloração nas margens, cáries secundárias, envolvimento pulpar e eventual perda da restauração. No entanto, os sistemas adesivos melhorados recentemente formulados e a técnica de condicionamento total proporcionam uma melhor adesão da resina composta às cavidades de classe V da dentina.[57]

COMPÓSITOS FOTOPOLIMERIZÁVEIS

Os compósitos que foram introduzidos no início da década de 1970 apresentavam uma taxa de desgaste generalizada de cerca de 100-150 µm/ano 8 [5]Esta taxa de desgaste deveu-se ao facto de as tensões mastigatórias serem transmitidas através da partícula de carga para a matriz de resina, resultando em microfissuras da matriz polimérica que levam à hidrólise química dos radicais vinil-silano[59] . Contrariamente a isto, os compósitos de resina contemporâneos disponíveis no mercado hoje em dia são considerados resinas compostas híbridas com cargas de tamanho submicrónico, devido a melhorias na tecnologia de carregamento de cargas, ligação matriz-carga e sistema de resina-monómero modificado para utilização em dentes posteriores onde as forças mastigatórias são máximas[60]

Quando comparadas com a colocação de uma restauração de amálgama de Classe II, as técnicas de colocação de compósito são consideravelmente mais sensíveis à técnica. Este facto é atribuído principalmente às taxas de insucesso mais elevadas devido a microinfiltração, cáries secundárias e sensibilidade pós-operatória. Para além disso, cada incremento de compósito tem de ser cuidadosamente colocado para se adaptar intimamente às paredes da cavidade. Além disso, cada incremento individual deve ser fotopolimerizado durante pelo menos 20 segundos. Na maioria das vezes, o desenvolvimento de bons contactos e contornos proximais pode ser complicado; por isso, são normalmente utilizadas técnicas e instrumentos especiais de colocação de cunhas. Os procedimentos de acabamento e polimento são mais uma tarefa difícil e morosa para os compósitos de resina do que para a amálgama[61] . Os compósitos de resina embaláveis foram introduzidos no mercado devido a um forte interesse no desenvolvimento de compósitos dentários que sejam menos sensíveis à técnica e manuseados como a amálgama[62] . A nomenclatura para estes novos compósitos é controversa, uma vez que alguns fabricantes se referem normalmente a eles como condensáveis. No entanto, um material é considerado condensável se o seu volume diminuir quando é aplicada uma quantidade considerável de pressão, o que não acontece com nenhum destes compósitos, pelo que o termo embalável parece ser mais apropriado para estes materiais [63]

Para a restauração de lesões cervicais, os muitos tipos diferentes de resinas compostas (micro-híbridas, nano-preenchidas) e compómeros, em combinação com a técnica de ataque ácido e sistemas adesivos, substituíram os ionómeros de vidro e os ionómeros híbridos. A introdução de cargas extremamente pequenas nos híbridos micro-híbridos e nano-preenchidos é considerada responsável pelas excelentes propriedades físicas e mecânicas com maior capacidade de polimento devido à sua estética excecional, suscetibilidade significativamente reduzida à fratura em bloco e maior resistência de união ao esmalte e à dentina quando comparada com as resinas compostas híbridas convencionais

As resinas compostas híbridas combinam sílica coloidal com vidro microfino. O refinamento do tamanho das partículas foi efectuado através de técnicas melhoradas de moagem e trituração, que resultaram em compósitos com partículas submicrónicas, normalmente com uma média de cerca de 0,4-1,0 µm, que inicialmente foram designadas por "minifills" e que acabaram por ser referidas como "micro-híbridos". [64]

A energia livre de superfície excecionalmente elevada é o que faz com que os nanomateriais funcionem. Num cubo de ferro com 100 nm de comprimento de aresta, 10% são átomos de superfície e este valor aumenta para 100%, quando o cubo tem um comprimento de aresta de 1 nm. Devido a esta enorme energia livre de superfície, a ligação que as nanopartículas formam entre si e com outros materiais (aglomeração) é muito forte. Estes efeitos são utilizados em aplicações a granel de nanopartículas, como em compósitos dentários à base de resina. A utilização de nanopartículas em compósitos dentários não é nova. As partículas de sílica coloidal com um diâmetro de aproximadamente 40 nm têm sido utilizadas em compósitos dentários micropreenchidos e híbridos há mais de 10 anos. Os compósitos preenchidos com nanopartículas apresentam uma estética excecional, são fáceis de polir e possuem uma maior resistência ao desgaste. [65]

OBJECTIVO

Comparar os valores de microinfiltração na interface dente-restauração em milímetros (usando o método de penetração de corante) entre uma resina composta fotopolimerizável nanopreenchida e uma micro-híbrida em cavidades de classe V usando a técnica de condicionamento total.

DEFINIÇÃO OPERACIONAL

Micro-fugas: são definidas como a passagem de fluidos, bactérias e suas toxinas entre as margens da restauração e as paredes do preparo dentário.

No nosso estudo, será calculada como a quantidade de penetração do corante em milímetros ao longo das paredes da interface dente-restauração (oclusal, gengival e axial), como mostra o diagrama abaixo [28]

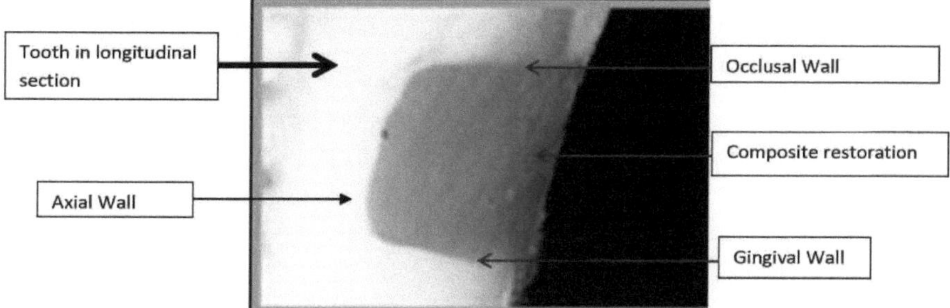

HIPÓTESE

Existe uma diferença nos valores de microinfiltração entre os compósitos microhíbridos e os compósitos nanocarregados sujeitos à técnica de auto-condicionamento ou de condicionamento total para restaurar uma preparação cavitária de classe V.

MATERIAIS E MÉTODOS

Desenho do estudo: Estudo experimental *in-vitro*

Configurações do estudo:

- Clínicas dentárias no Hospital Universitário Aga Khan, Stadium Road, Carachi
- Laboratório dentário no Hospital Universitário Aga Khan, Stadium Road, Carachi
- Laboratório de Investigação do Edifício Juma no Hospital Universitário Aga Khan, Stadium Road, Karachi

Técnica de amostragem: Foi utilizada uma amostragem consecutiva não probabilística.

SELECÇÃO DE AMOSTRAS

CRITÉRIOS DE INCLUSÃO

- Todos os primeiros e segundos pré-molares maxilares e mandibulares humanos extraídos.

CRITÉRIOS DE EXCLUSÃO

- Qualquer dente que tenha sido previamente restaurado a nível cervical
- Grosseiramente deteriorado ou
- As fracturas foram excluídas.

CÁLCULO DA DIMENSÃO DA AMOSTRA

A calculadora de tamanho de amostra da OMS (que é uma calculadora estatística) foi utilizada para calcular o tamanho da amostra. Um estudo efectuado por Takahashia *et al.*[29] mostrou que o intervalo médio (microinfiltração) em restaurações feitas com GRANDIO (compósito nanométrico) foi de 1,76 ± 0,04 e com Z-250 (compósito micro-híbrido) foi de 1,71 ± 0,02. Com um nível de significância de 0,01 e um poder de estudo de 0,90, o tamanho da amostra necessário foi de 23 dentes em cada grupo. Aumentámos este valor em 30%

para ter em conta os erros experimentais, pelo que o tamanho da amostra necessário foi de 30 dentes por grupo. Como temos dois grupos, é necessário um total de 60 dentes.

PROCEDIMENTO DE RECOLHA DE DADOS:

Todos os procedimentos foram efectuados por um único investigador principal. Todos os dentes extraídos que satisfaziam os critérios de inclusão foram retirados do "banco de dentes" mantido na Clínica Dentária da AKUH. Os dentes foram limpos com um raspador ultrassónico para remover todos os tecidos moles e detritos, e armazenados à temperatura ambiente em água destilada após a limpeza manual e desinfeção com peróxido de hidrogénio a 3%.

Todos os dentes foram primeiro montados em gesso dentário rodeado por um anel de cera de modelação para ajudar na estabilidade do dente durante a preparação da cavidade. Utilizando brocas de diamante de fissura reta, estes dentes foram então submetidos a uma preparação cavitária de classe V, coronal à junção cemento-esmalte (3 mm x 2 mm x 1,5 mm), utilizando um estêncil moldado personalizado (para uniformizar a dimensão da cavidade). (Figuras I e II)

De seguida, estes sessenta dentes foram divididos aleatoriamente nos dois grupos de estudo seguintes:

- Grupo A: total-etch e depois preenchido com P-60 (micro-híbrido) n= 30
- Grupo B: total-etch e depois preenchido com Z-350 (nanofilled) n= 30

Uma vez removidos do armazenamento (em água destilada), os dentes de ambos os grupos foram secos e condicionados com ácido durante 15 segundos e o agente de ligação foi aplicado de acordo com as instruções do fabricante e curado durante 20 segundos. O grupo A foi preenchido com P-60 (compósito micro-híbrido) e o grupo B foi preenchido com Z-350 (compósito nano preenchido). Foi utilizada a técnica de camadas incrementais para preencher cada cavidade e cada incremento foi fotopolimerizado durante 20 segundos utilizando uma fonte de luz LED. A superfície facial da restauração foi então tornada lisa e confluente com a superfície do dente utilizando discos de polimento so-flex (figura III).

Uma vez concluída a restauração, os dentes foram seccionados para remover a parte restaurada juntamente com 1 mm da substância dentária à sua volta (como se mostra na figura IVa.). Isto foi feito para facilitar a colocação da amostra nos tubos utilizados para a termociclagem.

Os dentes foram então submetidos a ciclos térmicos a 5°C-55°C ± 2°C (150 ciclos) com um tempo de espera de 30 segundos. Os dentes foram secos ao ar e cobertos com duas camadas de verniz para unhas, exceto à volta da cavidade preparada, tendo sido colocado azul de metileno a 2% sobre a cavidade preparada a 37°C e 100% de humidade durante 10 minutos. Seguiu-se a lavagem e a secagem (figura IVb). Depois de seccionar os dentes por vestibular e lingual com uma serra de diamante de baixa velocidade, os segmentos divididos (duas metades iguais) foram examinados utilizando um microscópio estéreo com uma ampliação de 4x (figura V) ao longo da restauração e das três superfícies dentárias (oclusal, axial, gengival) rotuladas como "O", "A" e "G", respetivamente. A variável de resultado (microinfiltração à volta da interface da restauração dentária) (figura VI) foi avaliada pelo investigador principal utilizando o grau de penetração do corante em milímetros. O supervisor consultor também mediu a microinfiltração em milímetros como um avaliador independente e a fiabilidade inter-examinadores foi determinada. Os dados foram registados no formulário constante do anexo II.

CONSIDERAÇÕES ÉTICAS

A questão ética que foi considerada relevante para o estudo efectuado foi a utilização dos dentes extraídos. É mantido um "Banco de Dentes" na Clínica Dentária do Hospital Universitário Aga Khan. Os dentes aqui armazenados são aqueles que são extraídos por razões periodontais ou ortodônticas, ou aqueles que estão impactados ou são considerados não restauráveis. Nenhum dente é extraído apenas para fins de investigação. Também isto é feito depois de obtido o consentimento informado do paciente. O Comité de Revisão Ética da AKUH isentou o protocolo de quaisquer questões éticas, antes do início deste estudo.

NÚMERO DO EXAME ÉTICO: 3269-SUR-ERC-2014

ARMAMENTÁRIO NECESSÁRIO PARA A REALIZAÇÃO DO ESTUDO

1. Peróxido de hidrogénio a 3%
2. Peça de mão de alta velocidade
3. Escaladores eléctricos Piezo
4. Brocas de diamante
5. Total Etch (ácido fosfórico a 37%)
6. Ligação simples (primário e ligação)
7. Material de restauração direta em compósito micro-híbrido fotopolimerizável
8. Material de restauração direta de compósito fotopolimerizável nanocarregado
9. Água destilada
10. Unidade de cura LED
11. Termociclador
12. Verniz para unhas
13. Gesso dentário
14. Cera de modelação
15. 2% de corante azul de metileno
16. Serra de diamante de baixa velocidade
17. Microscópio estereoscópico
18. Câmara digital

19. Software de computador (Image Tool Software versão 3.0)

ANÁLISE DE DADOS:

O SPSS 19.0 foi utilizado para a análise dos dados. Foi determinada a estatística descritiva, como a média e o desvio padrão das penetrações do corante (em mm). A ANNOVA de duas vias foi aplicada para determinar a diferença média na penetração do corante nas três superfícies (oclusal, gengival e axial) restauradas com os compósitos P-60 versus Z-350. O teste de correlação de Pearson foi aplicado para determinar a fiabilidade interexaminadores da avaliação da microinfiltração entre o investigador principal e o co-investigador. Um valor de p de 0,05 foi considerado estatisticamente significativo.

Os modificadores de efeito foram controlados através da estratificação dos dados, ou seja, a microinfiltração foi avaliada para cada uma das três superfícies restauradas com qualquer um dos compósitos, utilizando os dois protocolos de condicionamento.

RESULTADOS

Havia 4 grupos experimentais, cada um composto por 30 espécimes, resultando em 120 leituras. Cinco espécimes, cada um pertencente ao self-etch Z-350 e ao selfetch P-60, foram danificados, resultando em 110 espécimes legíveis. Cada espécime foi sujeito a três leituras oclusal, gengival e axial, respetivamente.

A tabela I. mostra a penetração média do corante ao longo das três superfícies (oclusal, gengival e axial) dos dentes. Verificou-se que a quantidade mínima de corante que penetrou nas três superfícies foi nula. No entanto, a penetração máxima observada foi de 2,92mm com uma média de 0,40 (DP ± 0,61)

A Tabela II mostra a quantidade de microinfiltração para o tipo de material restaurador utilizado. Das 330 superfícies (165 superfícies por tipo de restauração utilizada) avaliadas, a fuga mínima observada em ambos os materiais de restauração foi nula e a penetração máxima de corante observada foi de 2,92 mm com uma média de 0,41 (SD± 0,61).

A Tabela III representa as estatísticas descritivas do protocolo de condicionamento ácido. A quantidade total de microinfiltração para as 330 superfícies foi de 2,92 mm como máximo, com uma média de 0,46 mm (SD±0,61).

A Tabela IV mostra a presença de microinfiltração ao longo das respectivas superfícies dentárias (oclusal, gengival e axial), independentemente do tipo de material utilizado na restauração ou do protocolo de condicionamento. Das 110 superfícies oclusais avaliadas, 49 superfícies não apresentaram microinfiltração, o que corresponde a 45,5% do total das superfícies oclusais. As superfícies gengivais, no entanto, apresentaram muito mais microinfiltração, totalizando 73,6% (81 das 110 superfícies avaliadas).

A Tabela V documenta a presença de microinfiltração entre os dois grupos de restauração, isto é, P-60 (compósito micro-híbrido) e Z-350 (nanocompósito). De uma amostra de 330 superfícies, 165 superfícies foram atribuídas a cada um dos dois grupos de restauração.

Entre estes grupos, verificou-se que 84 das 165 superfícies para o compósito micro-híbrido (ou seja, P-60) não apresentaram microinfiltração, o que corresponde a 50,9% da amostra. Enquanto que apenas 66 das 165 superfícies para o nanocompósito apresentaram microfugas, o que corresponde a 40% das 110 superfícies avaliadas. No entanto, de um total de 330 superfícies avaliadas, a microinfiltração estava presente em 147 superfícies (44,5%)

A Tabela VI mostra os valores de microinfiltração das superfícies avaliadas para os dois protocolos de condicionamento diferentes. Com o protocolo de condicionamento total, 70% das superfícies estavam livres de microinfiltração (126/180 superfícies). Contrariamente a este resultado, apenas 38% das superfícies do protocolo self-etch estavam livres de microinfiltração (57/150 superfícies). No entanto, a quantidade total de fugas observada nas 330 leituras efectuadas nas três superfícies totalizou a leitura constante obtida em todos os resultados tabulados anteriormente, ou seja, 147/330 (44,5%).

Tabela VII: Mostra a comparação da microinfiltração observada nas três superfícies nos dois grupos de estudo. De acordo com esta tabela, a média de microinfiltração observada na superfície oclusal com o P-60 (compósito micro-híbrido) foi de 0,57 (±0,63) e com o Z-350 (nanocompósito) foi de 0,31 (±0,44). No entanto, os resultados tabulados para a microinfiltração na superfície gengival revelaram um valor médio de 0,78 (±0,74) para o P-60 (compósito micro-híbrido) e um valor médio de 0,68 (±0,72) para o Z-350 (nanocompósito). Ao avaliar as pontuações médias para a microinfiltração na superfície axial, observou-se que para o compósito micro-híbrido (P-60) o valor foi de 0,09 (±0,34) e, curiosamente, não houve microinfiltração para o nanocompósito (Z-350)

Tabela VIII: Indica a comparação da microinfiltração (em mm) nas três superfícies nos dois grupos de estudo, utilizando os dois protocolos de condicionamento diferentes. Os resultados mostram que na superfície oclusal, quando se utiliza a técnica de condicionamento total com o compósito micro-híbrido (P-60), o valor médio de fuga é de

0,23 (±0,46) e para o nanocompósito (Z-350) o valor é de 0,08 (±0,18). Contrariamente a isto, os valores de microinfiltração na superfície oclusal utilizando a técnica self-etch para o microhíbrido (P-60) foram de 0,97 (±0,98) e para o nanocompósito (Z-350) o valor foi de 0,58 (±0,52). Ao avaliar os escores de microinfiltração para a superfície gengival da lesão de classe V utilizando a técnica do condicionamento ácido total e o P-60 (microhíbrido) o valor foi de 0,83 (±0,94) e para o Z-350 (nanocompósito) o valor médio foi de 0,64 (±0,78). Contrariamente a estes resultados, a técnica self-etch na superfície gengival utilizando o P-60 (compósito micro-híbrido) mostrou um valor médio de microinfiltração de 0,72 (±0,39) e com o Z-350 (nanocompósito) o valor foi de 0,72 (±0,67). No entanto, a superfície axial mostrou uma microinfiltração média de 0,17 (±0,45) quando restaurada com o compósito micro-híbrido, ou seja, P-60, utilizando a técnica de condicionamento total e, quando se utilizou a técnica de condicionamento automático, os valores médios de microinfiltração foram nulos. Quando se analisam as pontuações de microinfiltração para a superfície axial restaurada com o nanocompósito, ou seja, Z-350, utilizando tanto a técnica self-etch como a técnica total-etch, as pontuações de microinfiltração foram nulas.

Tabela IX: Mostra a presença de microinfiltração na superfície dentária nos dois protocolos de condicionamento. A menor quantidade de microinfiltração foi observada com a técnica de condicionamento total na superfície oclusal (75%). A maior quantidade de microinfiltração foi observada na superfície gengival com a técnica self-etch (94%)

Tabela X: Mostra a presença de microinfiltração na superfície do dente com os dois materiais compósitos. A menor quantidade de microinfiltração foi observada na superfície oclusal com o nanocompósito (Z-350) (50,9%) e a quantidade máxima de microinfiltração foi observada com o compósito micro-híbrido (P-60) na superfície gengival (76,4%).

Quadro XI: O último quadro de resultados, ou seja, o quadro X, é o da fiabilidade interexaminadores. Normalmente, os investigadores utilizam a estatística kappa para medir a fiabilidade interexaminadores. No nosso estudo, o resultado de interesse era uma variável contínua, ou seja, a microinfiltração foi medida em milímetros e ambos os examinadores avaliaram o grau de microinfiltração em mm, pelo que utilizámos o coeficiente de correlação de Pearson. Quando o examinador principal e o secundário tabularam os seus resultados separadamente e foi feita uma análise dessas leituras, verificámos que a fiabilidade era de 94%. Conforme documentado nas estatísticas, uma pontuação de fiabilidade de 50% ou menos é considerada fraca, até 60% é aceitável, entre 60-80% é boa e acima disso é considerada excelente.

Table I: Estatística descritiva da microinfiltração em três superfícies

Microfugas em mm	n	Mínimo	Máximo	Média	SD
O	110	00	2.24	0.44	0.56
G	110	00	2.92	0.73	0.73
A	110	00	1.88	0.24	0.24
Total de superfícies	**330**	**00**	**2.92**	**0.40**	**0.61**

"O"=Oclusal

"G"= Gengival

"A"= Axial

Table II: Avaliação da microinfiltração nas amostras tratadas com os dois protocolos de condicionamento ácido

Protocolo de gravura	n	Mínimo	Máximo	Média	SD
Gravura total	180	00	2.92	0.33	0.66
Auto-	150	00	2.78	0.49	0.56

condicionante					
Total	**330**	**00**	**2.92**	**0.40**	**0.61**

Table III: Avaliação da microinfiltração nas amostras tratadas com os dois protocolos de condicionamento ácido

Protocolo de gravura	**n**	**Mínimo**	**Máximo**	**Média**	**SD**
Gravura total	180	00	2.92	0.33	0.66
Auto-condicionante	150	00	2.78	0.49	0.56
Total	**330**	**00**	**2.92**	**0.40**	**0.61**

Table IV: Presença de microfissuras em amostras (dados de frequência) das superfícies avaliadas

Superfícies	**Microfugas presentes n**	**%**	**Microfugas Ausência n**	**%**	**Total**
O	61	55.5%	49	44.5%	110
G	81	73.6%	29	26.4%	110
A	05	0.05%	105	95.5%	110
Total	**147**	**44.5%**	**183**	**55.5%**	**330**

"O"=Oclusal "G"= Gengival "A"=Axial

Table V: Presença de microfissuras nas amostras (dados de frequência) recorrendo

aos dois compósitos

Restauração	**Microfugas presentes n**	%	**Microfugas Ausência n**	%	**Total**
P-60	81	49.1%	84	50.9%	165
Z-350	66	40%	99	60%	165
Total	**147**	**44.5%**	**183**	**55.5%**	**330**

P-60 = compósito micro-híbrido

Z-350=nanocompósito

Table VI: Presença de microfissuras em amostras (dados de frequência) tratadas com os dois protocolos de condicionamento ácido

Protocolo de gravação	**Microfugas presentes n**	%	**Microfugas Ausência n**	%	**Total**
Gravura total	54	30%	126	70%	180
Auto-condicionante	93	62%	57	38%	150
Total	**147**	**44.5%**	**183**	**55.5%**	**330**

Tabela VII Comparação da microinfiltração (em mm) nas três superfícies nos dois grupos de estudo, utilizando os dois materiais de restauração diferentes

Superfície	Material	n	Média	SD	valor p
O	P60	55	0.57	0.63	< 0.001
	Z350	55	0.31	0.44	
	Total	110	0.44	0.56	
G	P60	55	0.78	0.74	
	Z350	55	0.68	0.72	
	Total	110	0.73	0.73	
A	P60	55	0.09	0.34	
	Z350	55	0.00	0.00	
	Total	110	0.05	0.24	
Total	**P60**	**165**	**0.48**	**0.66**	
	Z350	**165**	**0.33**	**0.56**	
	Total	**330**	**0.41**	**0.61**	

"O"=Oclusal "G"= Gengival "A"=Axial

Foi aplicada uma ANOVA de duas vias

O nível de significância foi fixado em 0,05

Tabela VIII Comparação da microinfiltração (em mm) nas três superfícies nos dois grupos de estudo, utilizando os dois protocolos de condicionamento diferentes

Superfície	Material	Técnica de gravura	n	Média	Desvio Std. Desvio
Oclusal	P60	Gravura total	30	0.23	0.46

		Auto-condicionante	25	0.97	0.58
		Total	55	0.57	0.63
	Z350	Gravura total	30	0.08	0.18
		Auto-condicionante	25	0.58	0.52
		Total	55	0.31	0.45
Gengival	P60	Gravura total	30	0.83	0.94
		Auto-condicionante	25	0.72	0.39
		Total	55	0.78	0.74
	Z350	Gravura total	30	0.64	0.78
		Auto-condicionante	25	0.72	0.67
		Total	55	0.68	0.72
Axial	P60	Gravura total	30	0.17	0.45
		Auto-condicionante	25	0.00	0.00
		Total	55	0.09	0.34
	Z350	Gravura total	30	0.00	0.00
		Auto-condicionante	25	0.00	0.00

		Total	55	0.00	0.00
Total	P60	Gravura total	90	0.41	0.71
		Auto-condicionante	75	0.56	0.58
		Total	165	0.48	0.66
	Z350	Gravura total	90	0.24	0.54
		Auto-condicionante	75	0.43	0.57
		Total	165	0.33	0.56

Tabela IX: Presença de microinfiltração na superfície dentária nos dois protocolos de condicionamento

TE = Total-etch

SE = Auto-condicionamento

Superfície	**Protocolo de gravação**	**Microfugas**		**Total**
		Não	**Sim**	
		n (%)	**n (%)**	
Oclusal	TE	45(75)	15(25)	60
	SE	4(8)	46(92)	50
	TOTAL	49(44.5)	61(55.5)	110
Gengival	TE	26(43.3)	34(56.7)	60
	SE	3(6)	47(94)	50

	TOTAL	29(26.4)	81(73.6)	110
Axial	ET	55(91.7)	5(8.3)	60
	SE	50(100)	0(0)	50
	TOTAL	105(95.5)	5(4.5)	110
Total	TE	126(70)	54(30)	180
	SE	57(38)	93(62)	150
	TOTAL	183(55.5)	147(44.5)	330

Tabela X: Presença de microinfiltração na superfície dentária com os dois materiais compósitos

Material	**Superfície**	**Microfugas**		**Total**
		Não	**Sim**	
		n (%)	**n (%)**	
P60	Oclusal	21 (38.2)	34 (61.8)	55
	Gengival	13 (23.6)	42(76.4)	55
	Axial	50 (90.9)	5(9.1)	55
	Total	84(50.)9	81(49.1)	165
Z350	Oclusal	28(50.9)	27(49.1)	55
	Gengival	16(29.1)	39(70.9)	55
	Axial	55(100)	0(0)	55
	Total	99(60)	66(40)	165
Total	Oclusal	49(44.5)	61(55.5)	110

	Gengival	29(26.4)	81(73.6)	110
	Axial	105(95.5)	5(4.5)	110
	Total	183(55.5)	147(44.5)	330

Tabela XI: Avaliação da fiabilidade interexaminadores para microfugas

Correlações			
		Examinador A	Examinador B
Examinador de microfissuras A	Correlação de Pearson		– –** 0.941
	valor de p		<0.001
Examinador de microfugas B	Correlação de Pearson		1
	valor de p		1

Foi aplicado o coeficiente de correlação de Pearson

O nível de significância foi fixado em 0,05

DISCUSSÃO

A microinfiltração em torno de restaurações dentárias é um fenómeno que tem sido avaliado e documentado em numerosas experiências in-vitro. [10, 19, 25, 27-29, 66] Tal como documentado nestes estudos, a quantidade de microinfiltração varia, dependendo do tipo de material utilizado para a restauração, do protocolo de condicionamento, do sistema adesivo/colagem utilizado, do desenho da cavidade para receber a restauração, ou seja, se a lesão é de classe I, II, III, IV ou V, da situação clínica e da competência do operador.

Os compósitos de resina têm numerosas aplicações em medicina dentária, algumas das quais incluem o fornecimento de restaurações permanentes directas e indirectas; selantes de fossas e fissuras, revestimento por baixo de restaurações, núcleos e construções de pilares, inlays, onlays, coroas, restaurações provisórias, cimentos para dispositivos ortodônticos, coroas e pontes simples ou múltiplas, como selantes endodônticos ou como postes de canal radicular. A probabilidade de a utilização de materiais compósitos de resina continuar a aumentar com os avanços na medicina dentária e com o aumento da consciencialização da população em geral é bastante elevada. A rapidez com que estes materiais têm progredido defende um estado da arte em constante mudança [64]. Estudos in-vitro efectuados anteriormente [5, 9, 10, 16, 25, 29] utilizaram diferentes combinações de materiais de restauração permanentes (ou seja, Compómero, RMGIC, fluido e embalável: compósitos micro-híbridos e nanocompósitos fotopolimerizáveis) com base na sua carga de carga inorgânica, tamanho de partícula e capacidade de ligação à estrutura dentária para avaliar o grau de microinfiltração ou a sobrevivência clínica [5, 67] destas restaurações. No presente estudo, utilizámos dois tipos diferentes de compósitos fotopolimerizáveis embaláveis, ou seja, o compósito micro-híbrido (61% em volume de cargas com tamanho de partícula de 0,01-3,5µm) e o nanocompósito (75,8% em volume de cargas com tamanho de partícula de 4-11nm) para verificar se existia uma diferença na quantidade de microinfiltração quando utilizados para restaurar lesões de classe V. Um estudo efectuado por Abdul Majeed *et al.*[16]

mostrou que a classificação média da microinfiltração em nanocompósitos na dentina e no cemento foi de 1,68 ± 0,822, enquanto que para os compósitos micro-híbridos foi de 2,36 ± 0,742. Os nano-compósitos apresentaram uma microinfiltração significativamente reduzida (valor de $p < 0,001$). Outro estudo efectuado por Mahapatra *et al.*[17] mostrou que a pontuação de microinfiltração nos compósitos micro-híbridos foi de 0,9±0,7 enquanto que para os nano-compósitos foi de 0,4±0,5 (valor de $p < 0,05$). Enquanto no nosso estudo in-vitro se verificou que o valor médio de microinfiltração para o nano-compósito na dentina/superfície gengival da restauração de classe V foi de 0,68 ± 0,72 e para o compósito micro-híbrido os valores médios de microinfiltração foram de 0,78 ± 0,74. Um estudo realizado[10] para avaliar a quantidade de microinfiltração em lesões de classe V, utilizando nanocompósito fluido e compósito micro-híbrido, revelou que a média de microinfiltração em torno da interface da restauração dentária com o compósito micro-híbrido foi de 2,10 (± 7,2) e para um compósito nanopreenchido a média de microinfiltração foi de 25,8 (± 7,5). No entanto, quando tabulámos os nossos resultados, verificámos que a média de microinfiltração nas nossas amostras micro-híbridas foi de 0,48 (±0,66) e para as amostras nanocompósitas a pontuação foi de 0,33 (±0,56). A razão para a variabilidade dos resultados pode dever-se à diferença na ampliação e no respetivo microscópio utilizado. No nosso estudo, utilizámos um estereomicroscópio com uma ampliação de 4X, enquanto Awliya *et al.*[10] utilizaram o SEM (microscópio eletrónico de varrimento).

A observação da amostra quanto ao grau de microinfiltração na ampliação foi efectuada em quase todos os estudos in vitro. O tipo de ampliação utilizado nestes numerosos estudos variou desde o microscópio binocular com uma ampliação de 20X, [68, 69] microscópio de luz[37] , estereomicroscópio com uma ampliação de 16x, [9, 16, 38, 39] ao MEV (microscópio eletrónico de varrimento) [10, 25] No nosso estudo, também observámos a quantidade de microinfiltração em torno da interface da restauração dentária utilizando o estereomicroscópio, mas com uma ampliação de 4X

Foram realizados numerosos estudos in-vitro para avaliação da microinfiltração em lesões de classe V. 0 0 5[9, 1, 2, 2, 6, 69] 8 A razão pela qual existem tantos estudos sobre a questão da investigação da microinfiltração em torno de materiais de restauração de compósito é o facto de ser difícil conseguir uma ligação previsível na superfície gengival da restauração. Na maioria das vezes, esta superfície encontra-se abaixo da junção cemento-esmalte, na dentina ou no cemento. Para lesões de classe V, tem sido relatado na literatura que existe uma relação direta entre a integridade marginal da restauração e a tensão de contração de polimerização. [70] O presente estudo centra-se nas restaurações de classe V, uma vez que o resultado seria semelhante ou diferente no que respeita à extensão da microinfiltração. O número de paredes envolvidas numa restauração dita o rácio entre as superfícies aderidas e não aderidas, normalmente conhecido como fator C. Numa cavidade de classe V este rácio é de 5:1. Um fator C elevado aumenta as tensões geradas na interface da restauração dentária e, consequentemente, contribui para a microinfiltração. [30] As superfícies que avaliámos no nosso estudo na lesão de classe V foram a oclusal, a gengival e a axial. No entanto, os outros estudos[9, 10, 20, 25, 6 8 , 69] avaliaram principalmente os escores de microinfiltração apenas nas superfícies oclusal e gengival. Alguns dos investigadores desenharam as cavidades de forma a que as superfícies gengivais se estendessem abaixo da CEJ (junção cemento-esmalte) [10, 19, 25, 36], enquanto outros [9, 20, 3 7 8, 6, 71] desenharam as cavidades de modo a que a margem gengival ficasse na JCE e não abaixo dela. Pelo contrário, o pavimento gengival das nossas restaurações foi mantido acima da JCE. A razão para manter o pavimento gengival acima da JCE no nosso estudo foi o facto de querermos avaliar se o esmalte mais fino na área cervical proporcionaria uma ligação tão forte ao compósito de resina como na superfície oclusal. Observámos que 55% de todas as interfaces oclusais apresentavam alguma forma de microinfiltração, em comparação com a interface gengival, da qual 73,5% das superfícies apresentavam microinfiltração.

Existem dois tipos populares de protocolos de condicionamento utilizados para a restauração de dentes utilizando compósitos de resina. O protocolo padrão de ouro, também conhecido como técnica de condicionamento total, que inicialmente empregava um processo de três passos de condicionamento, enxaguamento, preparação e ligação antes de colocar a restauração propriamente dita. Esta técnica foi posteriormente modificada para duas etapas, ou seja, condicionamento seguido de adesão. O frasco de adesão inclui tanto o primário como a adesão. Esta modificação foi efectuada para reduzir o número de passos e diminuir os erros durante a restauração. O outro protocolo é o protocolo self-etch que foi desenvolvido para facilitar a utilização do operador, uma vez que envolve apenas um único passo, e para reduzir a sensibilidade pós-operatória. [56]

Um estudo realizado por Bracket *et al.*[68] referiu que 50% das amostras apresentavam fugas na margem gengival quando restauradas com a técnica de condicionamento total em lesões de classe V, ao passo que apenas 31% dos espécimes demonstraram microinfiltração quando foi adoptada a técnica self-etch. Isto contrasta com os nossos resultados, que mostraram microinfiltração em 56,7% dos espécimes tratados com a técnica total etch e 94% tratados com a técnica self-etch.

Alguns estudos in-vitro [25,72] compararam estes protocolos em termos de microinfiltração ou retenção da restauração, respetivamente, enquanto outros avaliaram diferentes gerações do mesmo protocolo, ou seja, self-etch. [69]Noutro estudo realizado[68] ambos os protocolos foram avaliados em termos de microinfiltração à volta da interface da restauração dentária e não encontraram qualquer diferença significativa entre os dois protocolos de condicionamento ácido (p-value 0,46). Da mesma forma, no nosso estudo também utilizámos ambos os protocolos para as restaurações, para avaliar qual o protocolo que produz melhores resultados, e encontrámos uma diferença estatisticamente significativa (p-value < 0,001) entre os dois tipos de protocolos de condicionamento, em que a técnica de condicionamento total teve um melhor desempenho.

A técnica de termociclagem que seguimos no nosso estudo consistiu em 150 ciclos alternados de 5°C-55°C ±2°C. Embora o número de ciclos no nosso regime não fosse semelhante ao documentado e praticado em estudos anteriores, as variações de temperatura foram mantidas iguais. Uma [20]vez que não existe consenso documentado na literatura quanto ao regime a adotar rigorosamente, os investigadores que realizam estas experiências in vitro seguem, na maior parte dos casos, o regime mais conveniente e prontamente disponível[53] . Além disso, estes 150 ciclos correspondem aproximadamente a 4-6 dias de utilização intra-oral, o que pode ser considerado como tempo suficiente para avaliar a formação inicial de lacunas marginais que conduzem a uma eventual microinfiltração.

Para estudos in-vitro, o azul de metileno é um dos químicos mais frequentemente utilizados como corante penetrante para avaliar o grau de microinfiltração na interface dente-restauração. Uma das razões pode ser a sua facilidade de disponibilidade e formulação em diferentes concentrações. Estas variam de 0,5%, 1% e 2% a 5% também. Outra razão para esta utilização frequente pode ser o facto de o MB ser solúvel em água e ter um tamanho molecular <1 nm. (uma molécula de MB = 1,2 nm^2 = 120 $A^{0\,2}$), pelo que pode penetrar em qualquer discrepância marginal que possa existir[36] É compreensível que tais padrões e profundidades de penetração sejam considerados clinicamente irrelevantes. Contrariamente a estas razões, o tipo de corante utilizado tem um papel trivial nos estudos de penetração de corantes, exceto no caso do azul de metileno[73] . O azul de metileno em solução é instável quando exposto à luz ambiente e à temperatura ambiente. Existem muitas outras razões para rejeitar estes sistemas baseados em laboratório como um método que permite calcular o desempenho clínico das restaurações (directas ou indirectas); estas incluem: a imensa imprevisibilidade dos resultados dos testes, a impossibilidade de corroboração da técnica e a associação insignificante com os achados clínicos. Até à data, os testes de penetração do corante parecem ser o método mais popular para avaliar os vários tipos de materiais em laboratório, uma vez que não foi efectuada uma avaliação organizada de outros testes para além da penetração do corante para este fim específico (ou seja, microinfiltração) ou uma associação metódica com os resultados clínicos, e a necessidade de obter segurança antes dos ensaios clínicos ainda existe [74]

Existe também uma grande variedade de tempo de armazenamento para a penetração do corante documentada na literatura, variando de 10s, 30mins a 2h, 4h, 6h, 24h, 48h[24] , até 72h[22] isto depende provavelmente da concentração do corante que está a ser utilizada. As amostras que utilizam as formulações mais concentradas são normalmente mantidas durante um período de tempo mais curto e vice-versa. No nosso estudo, também utilizámos uma concentração de 2% de MB com um tempo de contacto de 10 minutos, ao contrário de outros estudos[25, 54, 69] que imergiram ou mergulharam as amostras no corante. Ao passo que nós apenas colocámos uma gota de azul de metileno sobre a superfície em questão, certificando-nos de que a interface dente-restauração estava devidamente coberta durante o período de tempo referido. Este cuidado foi executado para evitar a penetração excessiva do corante de outras superfícies na interface de restauração dentária e a deterioração das amostras, uma vez que as dimensões das nossas amostras eram pequenas (figura VIII), as hipóteses de erro nos resultados devido a penetração excessiva eram elevadas.

Na sua maioria, os estudos in vitro efectuados até à data preferem avaliar a microinfiltração em torno da interface dente-restauração utilizando uma escala ordinal 6 5 8[9, 1, 2, 6, 69, 71, 7]5 , [76] (notas atribuídas à quantidade de microinfiltração presente) para documentar os seus resultados, um número menor de estudos utilizou uma variável contínua para documentar a microinfiltração, ou seja, mm ou µm 0[1, 77, 78]. No presente estudo, a extensão da fuga foi medida em milímetros através da calibração de imagens digitais captadas através do microscópio. Esta metodologia foi adaptada em muito poucos estudos[79] e as medições quantitativas ajudam a determinar com maior exatidão a microinfiltração avaliada pelo corante.

A fiabilidade interexaminadores, também conhecida como concordância, é o grau de concordância entre os avaliadores. Há uma série de estatísticas que podem ser utilizadas para determinar a fiabilidade interavaliadores. Diferentes estatísticas são adequadas para diferentes tipos de medições. Normalmente, os investigadores utilizam a estatística kappa para medir a fiabilidade interexaminadores. No nosso estudo, o resultado de interesse era uma variável contínua, ou seja, a microinfiltração foi medida em milímetros e ambos os examinadores avaliaram o grau de microinfiltração em mm, pelo que utilizámos o coeficiente de correlação de Pearson. Se, no entanto, as variáveis fossem medidas em graus, então ter-se-ia aplicado o coeficiente de correlação de Spearman. Os resultados apresentados no quadro IX são os da fiabilidade interexaminadores. Quando os investigadores primários e secundários tabularam os seus resultados separadamente e foi feita uma análise dessas leituras, verificou-se que a fiabilidade era de 94%. Na investigação, um índice de fiabilidade igual ou inferior a 50% é considerado mau, até 60% é aceitável, entre 60-80% é bom e acima disso é considerado um valor excelente. A nossa pontuação de fiabilidade é considerada como estando entre a categoria excelente, enquanto que noutros estudos de microfugas a fiabilidade interexaminadores se situou na categoria moderada a boa 67%, [80]77%[81] e 60-85%. [82]

CONCLUSÕES

- Relativamente à microinfiltração em cavidades de classe V, verificou-se que o Z-350 é um melhor material de restauração em comparação com o P-60. Cerca de 49% das cavidades restauradas com P-60 apresentaram microinfiltração, enquanto apenas 40% das restaurações com Z-350 apresentaram o mesmo.

- A microinfiltração foi mais prevalente na superfície gengival da restauração, independentemente do material utilizado. Quase dois terços de todas as superfícies gengivais apresentaram microinfiltração, em comparação com apenas 55% das superfícies oclusais.

- A microinfiltração foi duas vezes mais comum na amostra tratada com o protocolo selfetch. Cerca de 30% das amostras tratadas com o condicionamento total apresentaram microinfiltração, em comparação com 62% das amostras tratadas com o protocolo auto-condicionante.

- As pontuações mais baixas de microinfiltração foram observadas na superfície oclusal dos compósitos Z-350 tratados com o condicionamento total. Enquanto que a microinfiltração mais elevada foi observada nas superfícies gengivais dos compósitos P-60 tratados com self-etch.

PONTOS FORTES

- Foi abordada uma questão de investigação relevante sobre a microinfiltração em dois materiais de restauração compósitos comummente utilizados
- Para além da superfície oclusal, avaliámos também as interfaces gengivais e axiais da restauração
- O grau de penetração do corante foi medido em milímetros utilizando um programa informático especializado ligado ao microscópio utilizado para a avaliação da microinfiltração.
- Foram efectuadas medições padronizadas para cada espécime, que foram sujeitas a ciclos térmicos para imitar as condições intra-orais.
- Explorámos a melhor combinação de material de restauração, protocolo de condicionamento e substrato para lesões de classe V.

LIMITAÇÕES

- Não foi possível efetuar a carga oclusal.
- Apenas o método de penetração do corante azul de metileno foi utilizado para avaliar a microinfiltração dos materiais de restauração.

RECOMENDAÇÕES

- Os materiais de restauração permanentes devem ser submetidos a carga oclusal antes da avaliação da microinfiltração.
- Os materiais de restauração permanentes também devem ser testados quanto à microinfiltração, utilizando um modelo in vivo através do método de penetração bacteriana como indicador de microinfiltração.
- Outros materiais relacionados, tais como compómeros, ionómeros de vidro modificados

com resina (RMGIC), compósitos à base de silorano, etc., devem ser estudados quanto à sua microinfiltração.

ANEXO I

Figura I: Imagens do estêncil fundido feito à medida para padronizar a dimensão da preparação da cavidade.

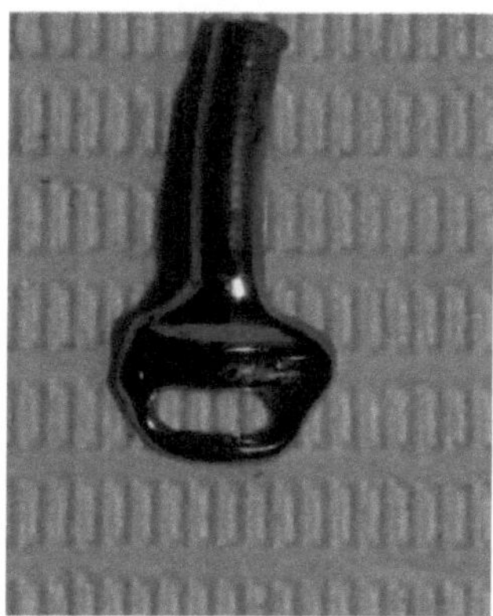

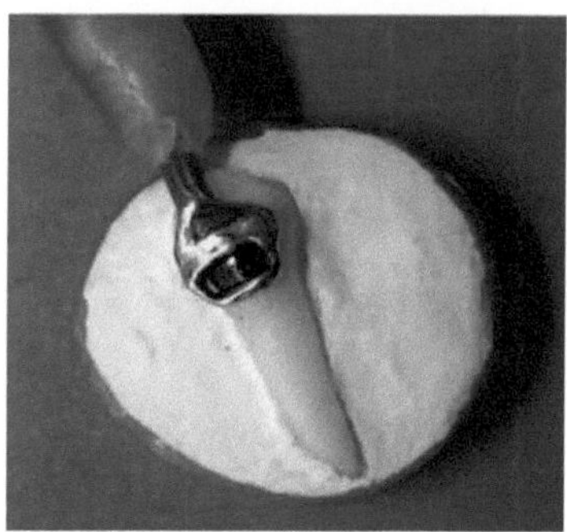

Figura II: Amostras de dentes antes e depois da preparação da cavidade

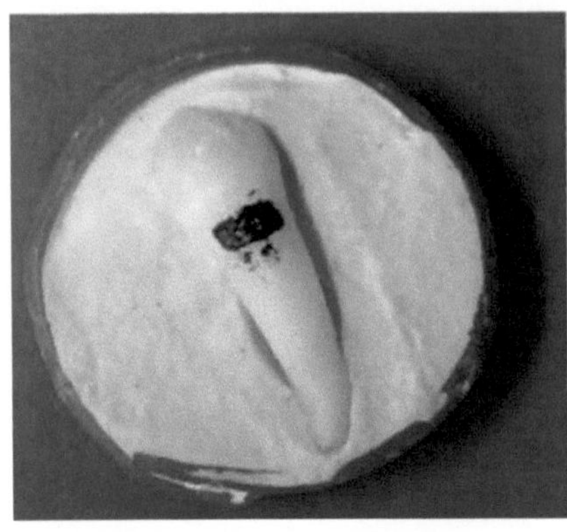

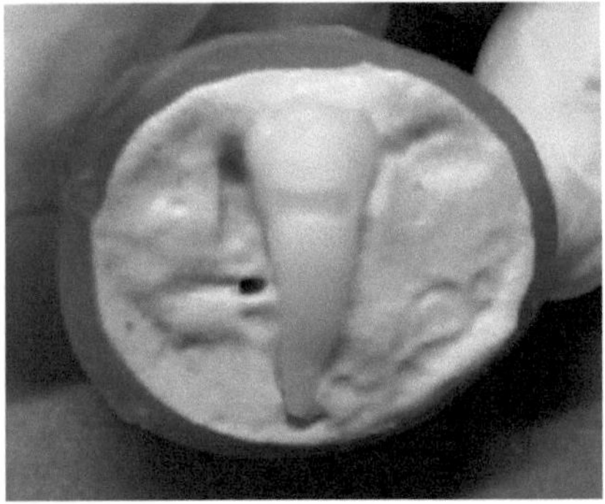

Figura III: Espécimes de dentes após a obturação e polimento com discos Soflex

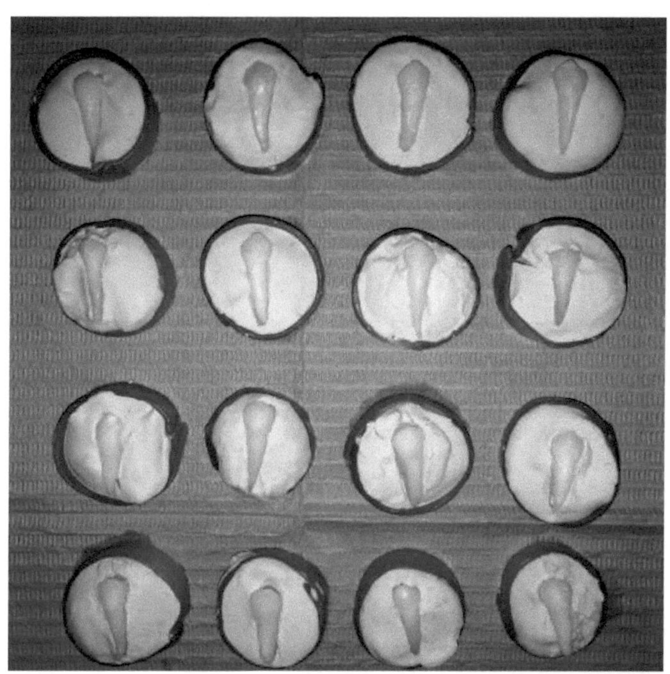

Figure IV: Espécimes de dentes antes e depois da penetração do corante

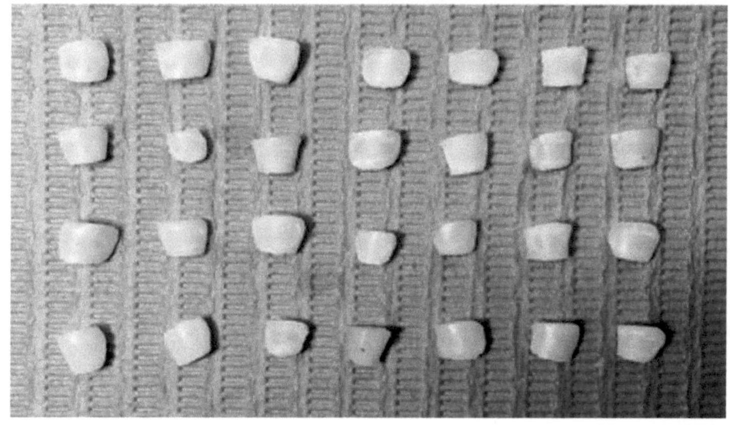

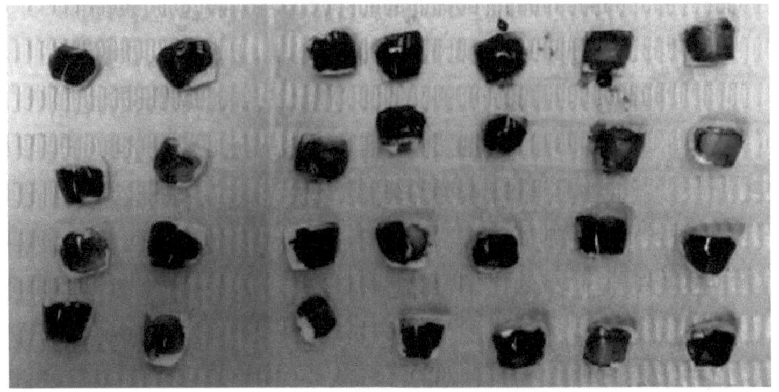

Figure V: Termociclador utilizado no estudo

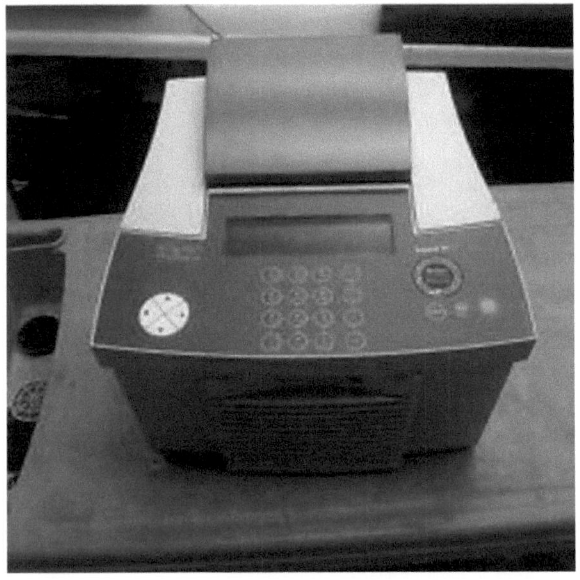

Figure VI: Estereomicroscópio utilizado no estudo

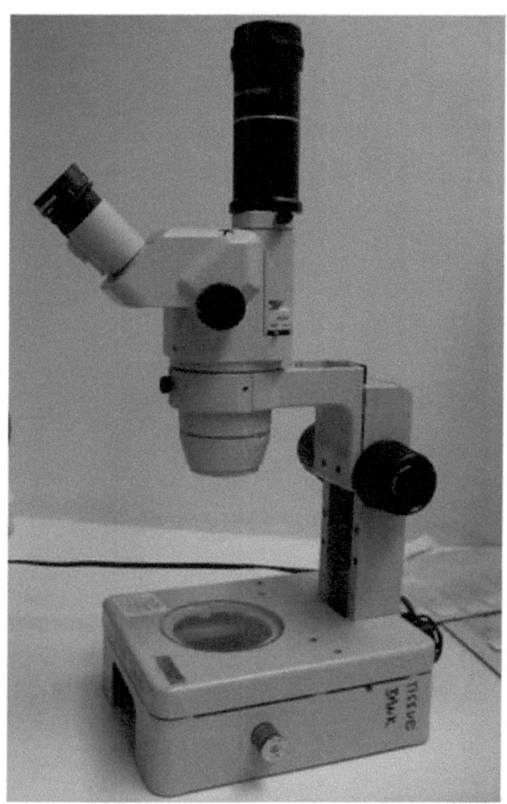

Figura VII: Câmara acoplada ao microscópio utilizada para medir a penetração do corante no provete

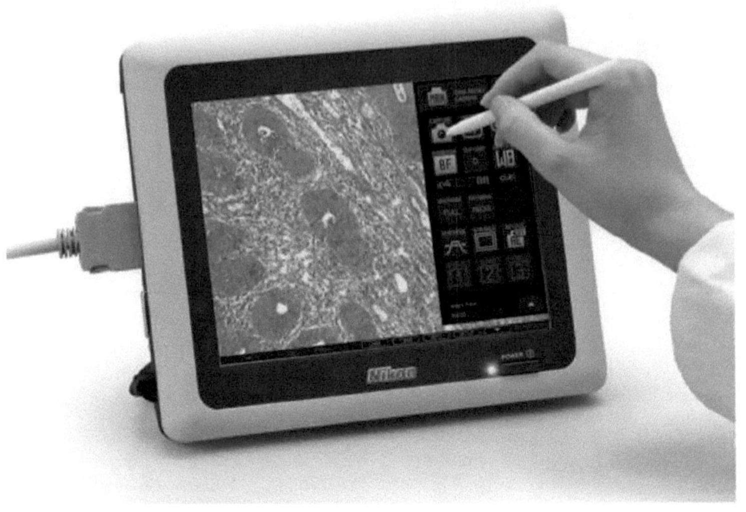

Figura VIII: Espécimes vistos ao microscópio

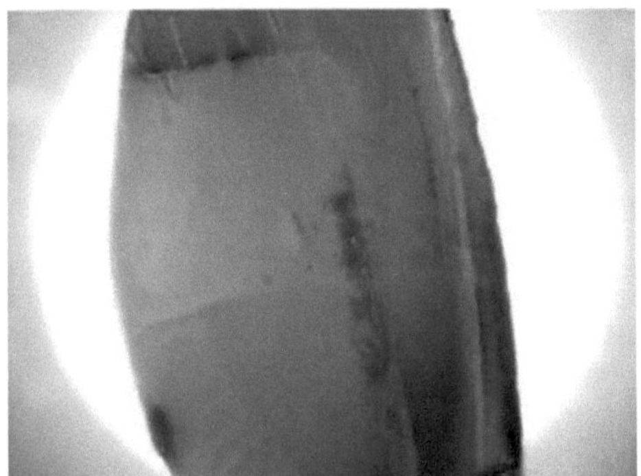

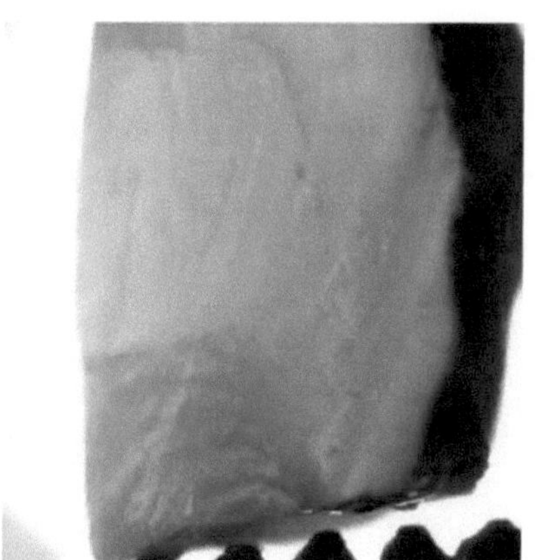

ANEXO II: Formulário/proforma de recolha de dados

Formulário n.____________________________________

- Dente n.º (primeiro bicúspide, segundo bicúspide)
- Tipo de dente (____________________________ maxilar, mandibular)
- Grupo: (__________________________________ A = micro-híbrido, B =

nanocompósito)

<u>Investigador 1 (leituras dos investigadores principais :)</u>

- Medição da penetração do corante na interface oclusal "O'(m m)
- Medição da penetração do corante na interface gengival "G' (mm)
- Medição da penetração do corante na interface axial "A" (mm)

<u>Investigador 2-(leituras do supervisor)</u>

- Medição da penetração do corante na interface oclusal "O' (mm)
- Medição da penetração do corante na interface gengival "G' (mm)
- Medição da penetração do corante na interface axial "A" (mm)

REFERÊNCIAS:

1. Li P, Li J, Zhang Q. [Investigações sobre a incidência de defeitos dentários em forma de cunha e abrasão na população idosa de 501 e a sua correlação. Chin Jour Stomatol. 1998;33(4):227-9.

2. Dugmore CR, Rock WP. A progressão da erosão dentária numa coorte de adolescentes de etnia mista. Int Jour Paed Dent. 2003 ;13(5):295-303.

3. Overton JD Hilton TJ LM, Starr CB. Restaurações de classe 5. In: Hilton TJ FJ, Broome JC, editor. Summitt's fundamentals of operative dentistry: a contemporary approach. USA: Quintessence Publishing Co; 2013. p. 405.

4. Bogra P, Gupta S, Kumar S. Avaliação comparativa da microinfiltração em cavidades de classe II restauradas com Ceram X e Filtek P-90: Um estudo in vitro. Contemp Clin Dent. 2012;3(1):9-?

5. Turkun LS, Aktener BO, Ates M. Avaliação clínica de diferentes materiais posteriores de resina composta : um relatório de 7 anos. Quintessence Int. 2003 ;34(6):418-26.

6. Herrero AA, Yaman P, Dennison JB. Contração de polimerização e profundidade de cura de compósitos embaláveis. Quintessence Int. 2005;36(1):25-31.

7. Hilton TJ, Schwartz RS, Ferracane JL. Microinfiltração de quatro técnicas de inserção de resina composta de Classe II à temperatura intra-oral. Quintessence Int. 1997 ;28(2):135-44.

8. Mitra SB, Wu D, Holmes BN. Uma aplicação da nanotecnologia em materiais dentários avançados. J Am Dent Assoc. 2003;134(10):1382-90.

9. Toledano M, Osorio E, Osorio R, Garcia-Godoy F. Microinfiltração de restaurações de ionómero de vidro e compómero de classe V modificadas por resina . J Prosthet Dent. 1999 81(5):610-5.

10. Awliya WY, El-Sahn AM. Via de fuga de cavidades de Classe V restauradas com diferentes restaurações de resina composta fluida. Oper Dent. 2008 ;33(1):31-6.

11. Feilzer AJ, De Gee AJ, Davidson CL. Contração de cura de compósitos e cimentos de ionómero de vidro. J Prosthet Dent. 1988 ;59(3):297-300.

12. Suliman AH, Boyer DB, Lakes RS. Contração de polimerização de resinas compostas: comparação com a deformação dentária. J Prosthet Dent. 1994;71(1):7-12.

13. Neiva IF, de Andrada MA, Baratieri LN, Monteiro Junior S, Ritter AV. Estudo in vitro do efeito da técnica restauradora no vazamento marginal em compósitos posteriores. Oper Dent. 1998;23(6):282-9.

14. Bagis YH, Baltacioglu IH, Kahyaogullari S. Comparação da microinfiltração e dos métodos de estratificação de compósito de resina à base de silorano em cavidades MOD de Classe II largas. Oper Dent. 2009 34(5):578-85.

15. HF A. Polimerização de resinas. In: HF A, editor. Tooth Coloured RestorativesPrinciplesand Techniques 9th ed. Hamilton, Ontario Canada: BC Decker Inc; 2002. p. 81-110.

16. Majeed A OY. Microinfiltração e microdureza da superfície de materiais de restauração de nanocompósitos: Um estudo in vitro. Universidade de Bellville do Cabo Ocidental; SA. 2005.

17. Mahapatra A. Comparação da resistência ao cisalhamento, microinfiltração e resistência à flexão de um micro-híbrido, um híbrido e um nanocompósito em dentes decíduos - um estudo in vitro. 2006.

18. Kidd EA. Microinfiltração em relação a restaurações de amálgama e compósito. Um estudo laboratorial. Brit Dent J. 1976 ;141(10):305-10.

19. Nguyen C. Um novo método in vitro para o estudo da microinfiltração de materiais de restauração dentária. 2007. Tese; Adelaide Austrália: Universidade de Adelaide, Austrália. 2007.

20. Umer F, Naz F, Khan FR. Uma avaliação in vitro da microinfiltração em preparações de classe V restauradas com compósitos híbridos versus compósitos de silorano. J Conserv Dent. 2011 ;14(2):103-7

21. Gallato A, Angnes G, Reis A, Loguercio AD. Monitoramento a longo prazo da microinfiltração de diferentes amálgamas com diferentes liners. J Prosthet Dent. 2005 ;93(6):571-6.

22. Ben-Amar A, Pilo R, Shapinko E, Lewinstein I. Um estudo de microinfiltração de adesivos de frasco único aplicados ao esmalte e ao cemento e envelhecidos por carga oclusal e termociclagem. Quintessence Int. 200;36(3):177-82.

23. Mali P, Deshpande S, Singh A. Microleakage of restorative materials: an in vitro study. Je Ind Soci Ped

Prev Dent. 2006;24(1):15-8.

24. Pamir T, Turkun M. Factores que afectam a microinfiltração de um compósito de resina embalável: um estudo in vitro. Oper Dent. 2005 ;30(3):338-45.

25. Ernst CP, Galler P, Willershausen B, Haller B. Integridade marginal de restaurações de classe V: SEM versus penetração de corante. Dent Mater. 2008;24(3):319-27.

26. Heintze SD, Ruffieux C, Rousson V. Desempenho clínico das restaurações cervicais - uma meta-análise. Dent Mater. 2010;26(10):993-1000.

27. Hegde MN, Vyapaka P, Shetty S. Uma avaliação comparativa da microinfiltração de três diferentes resinas compostas directas mais recentes utilizando um primário auto-condicionante em cavidades de classe V: Um estudo in vitro. J Conserv Dent. 2009 ;12(4):160-3.

28. Sharma RD, Sharma J, Rani A. Avaliação comparativa da adaptação marginal entre nanocompósitos e compósitos micro-híbridos expostos a duas unidades de fotopolimerização. Indian J Dent Res. 2011;22(3):495.

29. Takahashi H, Finger WJ, Wegner K, Utterodt A, Komatsu M, Wostmann B, et al. Factores que influenciam a adaptação da cavidade marginal de restaurações de resina composta contendo nanofiller. Dent Mater. 2010;26(12):1166-75.

30. Bayne SC TJ. Biomaterials. In: heymann HO SE, Ritter AV, editor. Sturdevant's Art and Science of Operative Dentistry. 6ª ed., St. St. Louis Missouri: Elsevier Mosby's; 2013. p. e4, e65.

31. Nguyen C . Um novo método in-vitro para o estudo da microinfiltração de materiais de restauração dentária. Tese; Adelaide Austrália: Universidade de Adelaide, Austrália. 2007.

32. Anderson RW, Powell BJ, Pashley DH. Microinfiltração de três restaurações endodônticas provisórias. J Endod. 1988 ;14(10):497-501. 33. Deveaux E, Hildelbert P, Neut C, Boniface B, Romond C. Bacterial microleakage of Cavit, IRM, and TERM. Oral Surg, Oral Med Oral Pathol. 1992;74(5):634-43. P

34. Teplitsky PE, Meimaris IT. Capacidade de vedação do Cavit e do TERM como materiais restauradores intermediários. J Endod. 1988 ;14(6):278-82. 35. Barkhordar RA, Stark MM. Capacidade de vedação de

restaurações intermédias e desenho de cavidades utilizadas em endodontia. Oral Surg Oral Med Oral Pathol. 1990;69(1):99-101.

36. Yavuz I, Aydin H, Ulku R, Kaya S, Tumen C. Um novo método: medição do volume de microleakage utilizando dentes permanentes de humanos, cães e bovinos. J Biotech. 2006;9(1):0-.

37. Kubo S, Yokota H, Sata Y, Hayashi Y. O efeito do ciclo de carga flexural na microinfiltração de compósitos de resina cervical. Oper Dent. 2001;26(5):451-9.

38. Aysegul O, Nurhan O, Haluk B, Dilek T. Microinfiltração de restaurações de compómero em dentes decíduos após preparação com broca ou abrasão a ar. Oper Dent. 2005 ;30(2):164-9.

39. Ghavamnasiri M, Alavi M, Alavi S. Effect of a resin-based desensitizing agent and a selfetching dentin adhesive on marginal leakage of amalgam restorations. J Contemp Dent Prac. 2007;8(7):54-61.

40. Sazak H, Turkmen C, Gunday M. Effects of Nd: YAG laser, air-abrasion and acid-etching on human enamel and dentin. Oper Dent. 2001 ;26(5):476-81.

41. Magni E, Zhang L, Hickel R, Bossu M, Polimeni A, Ferrari M. Avaliação por MEV e microinfiltração da integridade marginal de dois tipos de restaurações de classe V com ou sem a utilização de um material de revestimento fotopolimerizável e de polimento. J Dent. 2008;36(11):885-91.

42. Youngson CC, Jones JC, Manogue M, Smith IS. Penetração dentinária in vitro por traçadores utilizados em estudos de microinfiltração. Int End J. 1998;31(2):90-9.

43. Harper RH, Schnell RJ, Swartz ML, Phillips RW. Medições in vivo da difusão térmica através de restaurações de vários materiais. JProsthetDent. 1980;43(2):180-5. 44. Rossomando KJ, Wendt SL, Jr. Termociclagem e tempos de espera na avaliação da microinfiltração para restaurações coladas. Dent Mater. 1995 ;11(1):47-51.

45. Shortall AC. Microinfiltração, adaptação marginal e restaurações de resina composta. BriDent J. 1982;153(6):223-7. 46. Mandras RS, Retief DH, Russell CM. Os efeitos de tensões térmicas e oclusais na microinfiltração do sistema de ligação dentinária Scotchbond 2. Dent Mater. 1991 ;7(1):63-7.

47. Moore DH, Vann WF, Jr. O efeito de um bisel de cavosuperfície na microinfiltração em restaurações

posteriores de compósito. JProsthetDent. 1988 ;59(1):21-4. 48. Welsh EL, Hembree JH, Jr. Microinfiltração na parede gengival com quatro materiais de restauração anteriores de Classe V. J Prosthet Dent. 1985 54(3):370-2. 3.

49. Retief DH, Rutland JR, Jamison HC. Microinfiltração de resinas compostas restauradoras convencionais e micropreenchidas. J Biomed Mat Res. 1982 ;16(6):901-10.

50. Momoi Y, Iwase H, Nakano Y, Kohno A, Asanuma A, Yanagisawa K. Aumento gradual da fuga marginal de restaurações de resina composta com stress térmico. J Dent Res. 1990;69(10):1659-63.

51. Wendt SL, McInnes PM, Dickinson GL. O efeito da termociclagem na análise da microinfiltração . Dent Mater. 1992;8(3):181-4.

52. Nalcaci A, Ulusoy N. Efeito da termociclagem na microinfiltração de compósitos de resina polimerizados com técnicas de polimerização LED. Quintessence Int . 2007 ;38(7):e433-9.

53. Morresi AL, D'Amario M, Capogreco M, Gatto R, Marzo G, D'Arcangelo C, et al. Ciclagem térmica para materiais de restauração: existe um protocolo normalizado em testes laboratoriais? Uma revisão da literatura. J Mech Beh Biomed Mat. 2014;29:295-308.

54. Manhart J, Chen HY, Mehl A, Weber K, Hickel R. Qualidade marginal e microinfiltração de restaurações adesivas de classe V. J Dent. 2001;29(2):123-30.

55. Overton JD Hilton TJ LM, Starr CB. Restaurações de classe 5. Em: Hilton TJ FJ, Broome JC, editor. Summitt's Fundamentals of Operative Dentistry: uma abordagem contemporânea. USA: Quintessence Publishing Co; 2013. p. 406.

56. Perdigão J SE, Walter R. Conceitos fundamentais da adesão do esmalte e da dentina. In: Heymann HO SE, Ritter AV, editor. Sturdevant's Art and Science of Operative Dentistry. 6ª ed. St. Louis Missouri Elsevier Mosby 2013. p. 130.

57. Overton JD HT, LittleStar ML, Starr CB. Restaurações de classe 5. Em: Hilton TJ FJ, Broome JC, editor. Fundamentos de odontologia operatória de Summitt: uma abordagem contemporânea.EUA: Quintessence Publishing Co; 2013.

58. Leinfelder KF, Wilder AD, Jr., Teixeira LC. Taxas de desgaste de resinas compostas posteriores. JAmDentAssoc 1986 ;112(6):829-33. 59. Bayne SC, Taylor DF, Heymann HO. Hipótese de proteção para o desgaste do compósito. Dent Mater. 1992 ;8(5):305-9.

60. Palaniappan S, Elsen L, Lijnen I, Peumans M, Van Meerbeek B, Lambrechts P. Ensaio clínico aleatório de três anos para avaliar o desempenho clínico e os padrões de desgaste quantitativos e qualitativos das restaurações de compósito híbrido. Clin Oral Invest. 2010;14(4):441-58. P

61. Leinfelder KF, Bayne SC, Swift EJ, Jr. Compósitos embaláveis: visão geral e considerações técnicas. Jour Esthet Dent. 1999;11(5):234-49.

62. Leinfelder KF, Suzuki S. Dispositivo de desgaste in vitro para determinar o desgaste do compósito posterior. J Am Dent Assoc. 1999 ;130(9):1347-53.

63. Fortin D, Vargas MA. O espetro dos compósitos: novas técnicas e materiais. J Am Dent Assoc. 2000 ;131 Suppl:26S-30S.

64. Ferracane JL. Resina composta - estado da arte. DentMater. 2011;27(1):29-38.

65. Jandt KD, Sigusch BW. Perspectivas futuras dos materiais dentários à base de resina. Dent Mater. 2009;25(8):1001-6.

66. Kidd EA, Joyston-Bechal S, Beighton D. A escavação marginal e a coloração como fator de previsão de cáries secundárias em torno de restaurações de amálgama: um estudo clínico e microbiológico. J Dent Res. 1995 ;74(5):1206-11.

67. da Rosa Rodolpho PA, Cenci MS, Donassollo TA, Loguércio AD, Demarco FF. Avaliação clínica de restaurações posteriores com compósito: 17 anos de resultados. J Dent. 2006;34(7):427-35.

68. Brackett WW, Haisch LD, Pearce MG, Brackett MG. Microinfiltração de restaurações de resina composta de Classe V colocadas com adesivos autocondicionantes. J Prosthet Dent. 2004;91(1):42-5.

69. Owens B, Johnson W. Efeito de adesivos de passo único na permeabilidade marginal de compósitos de resina de Classe V. Oper Dent. 2007;32(1):67-72.

70. Braga RR, Ballester RY, Ferracane JL. Fatores envolvidos no desenvolvimento da tensão de contração

de polimerização em compósitos resinosos: Uma revisão sistemática. Dent Mat. 2005 ;21(10):962-70.

71. Nagpal R, Manuja N, Tyagi SP, Singh UP. Eficácia de ligação in vitro de adesivos auto-condicionantes com diferentes técnicas de aplicação: Um estudo de microinfiltração e de microscopia eletrónica de varrimento. J Conserv Dent. 2011;14(3):258.

1.1. Perdigao J, Dutra-Corrêa M, Saraceni C, Ciaramicoli M, Kiyan V, Queiroz C. Ensaio clínico randomizado de quatro estratégias de adesão: Resultados de 18 meses. Oper Dent. 2012;37(1):3-11.

73. Heintze S, Forjanic M, Cavalleri A. Penetração de corante e análise SEM em obturações de Classe-II in vitro. J Adhes Dent. 2008;10:259-67.

74. Heintze SD. Relevância clínica dos testes de resistência de união, microinfiltração e adaptação marginal. Dent Mat. 2013;29(1):59-84.

75. Ghasemi A, Torabzadeh H, Mahdian M, Afkar M, Fazeli A, Akbarzadeh Baghban A. Efeito do tempo de aplicação da colagem na microinfiltração de restaurações em sanduíche de Classe V. Aust Dent J. 2012;57(3):334-8.

76. Usha H, Kumari A, Mehta D, Kaiwar A, Jain N. Comparação dos métodos de microinfiltração e de estratificação do compósito de resina à base de silorano em cavidades de classe V utilizando microscopia confocal: Um estudo in vitro. Jour Conserv Dent: 2011;14(2):164.

77. Unal M, Hubbezoglu I, Zan R, Kapdan A, Hurmuzlu F. Effect of acid etching and different Er: YAG laser procedures on microleakage of three different fissure sealants in primary teeth after aging. Dent Mater Jour. 2013;32(4):557-63.

78. Gunjal S, Nagesh L, Raju H. Avaliação comparativa da integridade marginal do ionómero de vidro e dos selantes de fissuras à base de resina utilizando técnicas invasivas e não invasivas: Um estudo in vitro. Ind J Den Res. 2012;23(3):320.

79. Tulunoglu O, Uctasli MB, Ozdemir S. Microinfiltração coronal de restaurações provisórias em dentes previamente restaurados com amálgama e compósito. Oper Dent. 2005 ;30(3):331-7.

80. Manhart J, Chen H-Y, Hickel R. Resultados de três anos de um ensaio clínico controlado e aleatório do

compósito posterior QuiXfil em cavidades de classe I e II. Clin Oral Invest. 2009;13(3):301-7.

81. Lindberg A, Van Dijken J, Horstedt P. Adaptação interfacial in vivo de restaurações de resina composta de classe II com e sem um revestimento de resina composta fluida. Clini Oral Invest. 2005;9(2):77-83.

82. Pamir T, Kaya A, Baksi B, Sen B, Boyacioglu H. A influência dos agentes de ligação na decisão de substituir restaurações de compósito. Oper Dent. 2010;35(5):572-8.

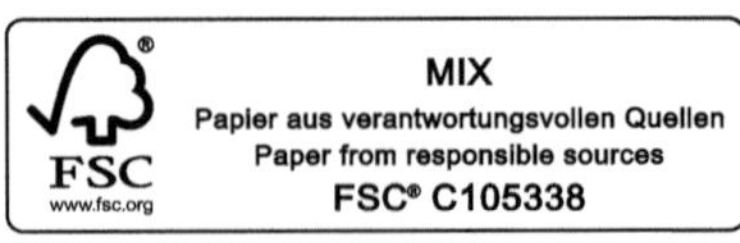

Printed by Books on Demand GmbH, Norderstedt / Germany